DE L'EMPLOI THÉRAPEUTIQUE

DES

SELS DE CUIVRE

DANS

LA SCROFULOSE

PAR

N. DU MOULIN

Professeur de thérapeutique et de clinique médicale à l'Université
de Gand.

PARIS

A. PARENT, IMPRIMEUR DE LA FACULTÉ DE MÉDECINE

A. DAVY, successeur,

52, RUE MADAME ET RUE MONSIEUR-LE-PRINCE, 14.

1885

DE L'EMPLOI THÉRAPEUTIQUE

DES

SELS DE CUIVRE

DANS

LA SCROFULOSE

PAR

N. DU MOULIN

Professeur de thérapeutique et de clinique médicale à l'Université
de Gand,

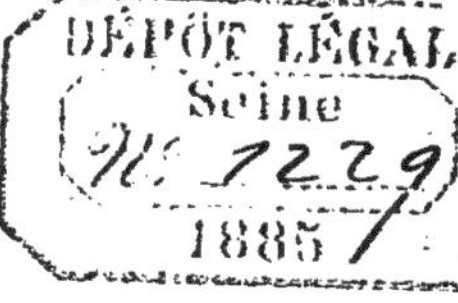

PARIS

A. PARENT, IMPRIMEUR DE LA FACULTÉ DE MÉDECINE

A. DAVY, successeur,

52, RUE MADAME ET RUE MONSIEUR-LE-PRINCE, 14,

1885

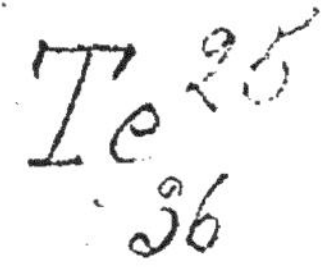

PREFACE.

Pendant ce dernier demi-siècle, la question de la toxicité des sels de cuivre a subi une évolution progressive et régulière vers la négative, à laquelle la Société de médecine de Gand a contribué pour une part dont on ne pourrait contester l'importance. Des travaux variés de plusieurs de ses membres, entraînant, par leurs tendances contraires, des discussions intéressantes, figurent dans nos publications, à partir de 1858, époque à laquelle la question de la non-toxicité des sels de cuivre venait à peine d'être posée dans la science. En 1878, presque tous les membres de notre Société s'engagèrent dans un débat qui prit des proportions exceptionnelles et appela sur le cuivre l'attention de tout le public médical du pays et de l'étranger (1).

A une opposition âpre aux idées nouvelles, inspirée par des convictions profondes et sincères puisées dans les doctrines anciennes, nous vîmes succéder petit à petit la calme appréciation des faits et des arguments nouveaux désormais irréfutables. Un long travail, des études persévérantes et impartiales menées avec courage, au mépris d'une opposition passionnée, ont délivré la science d'un préjugé et la justice d'une fausse base d'appréciation.

Nous disions en 1877 « qu'on devrait entièrement modifier tout ce qui a rapport à la toxicologie du cuivre au point de vue de la police sanitaire, du droit criminel et de la pharmacologie ». Ce moment est venu, tout est modifié. Plus personne, aujourd'hui, n'admet d'empoisonnement chronique par le cuivre, surgissant chez les ouvriers manipulant ce métal ; plus personne ne

---

(1) Voyez séances du 2 octobre, 6 novembre, 4 décembre 1877, 5 fév. et 12 mars 1878. Bull. de la Soc. de méd. de Gand, mêmes mois et années.

saurait croire davantage aux accidents conséculifs à l'emploi même très prolongé de préparations de ce métal à dose thérapeutique. Les histoires de gens empoisonnés mortellement par des aliments préparés dans des ustensiles de cuisine en cuivre sont descendues au rang de contes inadmissibles. Les légumes et conserves alimentaires reverdis au cuivre sont inoffensifs : MM. Pasteur et Brouardel, et plus tard M. Gallard, tous les trois rapporteurs successifs du comité consultatif d'hygiène de France le déclarent de la manière la plus positive dans des rapports unanimes sur ce point. Enfin, la Cour d'appel de Bruxelles, par un arrêt qui fit sensation, rendu en 1883, a sanctionné, dans l'application en droit, les faits scientifiques sus-énoncés. Elle prononça l'acquittement d'accusés en aveu d'avoir reverdi des conserves alimentaires par du cuivre, en se basant sur ce considérant très significatif en présence de l'aveu formel : « Qu'il n'est pas établi que les prévenus avaient mêlé ou fait mêler des *matières nuisibles* aux aliments, » considérant qui décide implicitement que, pour la Cour, le cuivre n'est pas une matière nuisible et que le reverdissage au cuivre n'est pas une altération des denrées alimentaires.

Cet arrêt était le dernier pas à franchir ; nous pouvons donc considérer la jurisprudence comme établie et la *réhabilitation du cuivre considéré comme poison* comme un fait accompli.

L'action des hautes doses seule reste controversée ; mais elle aussi touche à une solution favorable à notre thèse. Il doit paraître étonnant, l'effet local des sels solubles du cuivre étant donné, que des quantités énormes de sulfate de cuivre, telle que celle signalée par Kunnerkopff, n'aient pas produit la mort par leur seule action topique. Il est d'autre part certain que de telles doses seraient fatalement mortelles si elles étaient absorbées ; les injections intraveineuses de préparations de cuivre sans action directe sur le sang le prouvent (Harnack). Et cependant le fait signalé par Hunnerkopff est là ; il ne pourrait être nié. On a affirmé que dans ces cas c'est le vomissement qui sauve. C'est possible ; mais du moment que le vomissement provoqué par le sulfate de cuivre lui-même sauve, le sulfate de cuivre devient son propre antidote et la mort est impossible, l'antidote réagissant en même temps et au même degré que le poison. Mon opinion paraît être partagée par Nothnagel et Rossbach quand ils concluent, dans leur dernière édition, que les phénomènes généraux d'empoisonnement ne se montrent en général qu'après les petites doses, « car, disent-ils, *si la dose est élevée l'estomac se débarrasse immédiatement par le vomissement* (1) ».

Cette dose est donc problématique; on ne sait où la limiter avec précision ; ne pouvant plus admettre qu'elle est grande, on prétend maintenant qu'elle est plutôt petite. Des exemples puisés dans ma pratique personnelle trancheront la difficulté et feront mieux juger de cette dose tolérable que tous les raisonnements de l'espèce de ceux de Nothnagel.

Au mois de février 1882, je fus appelé à donner des soins à un enfant de 9 ans affecté de croup. Je lui prescrivis une solution de sulfate de cuivre contenant 40 centigrammes de ce sel, dans 100 grammes d'eau distillée, à prendre une cuillerée toutes les demi-heures, puis toutes les heures. Cette portion fut renouvelée 5 fois pendant les quatre jours pendant lesquels elle fut continuée : aucun vomissement ne survint à partir de la quatrième heure. Pendant les deux premiers jours, il n'y eut pas même de diarrhée, jamais il n'y eut non plus de coliques de quelque importance, et, non seulement l'enfant ne fut pas empoisonné, mais il guérit et se porte aujourd'hui parfaitement bien ; preuve qu'il n'y a eu chez lui ni empoisonnement aigu, ni empoisonnement tardif. La quantité de sulfate de cuivre ingérée, en quatre jours, ne fut cependant pas inférieure à 2 grammes. On doit se demander ce que deviennent, en présence de ces 2 grammes, les quantités minimes de cuivre qui peuvent être dissimulées dans un potage ou dans des légumes reverdis.

Antérieurement à cette première observation que j'ai citée, avant tout, à cause de son importance, au mois de mai 1880, une petite fille de 3 ans, très chétive, la petite B..., affectée de la même maladie que le petit V. G..., à qui se rapporte la première, reçut, administrée de la même manière et pendant quatre jours, une potion contenant 20 centigrammes de sulfate de cuivre, par

---

(1) Nothnagel et Rossbach. Handbuch der Arzneimittellehre, 5e éd., 1884, p. 172.

60 grammes de liquide. Elle lui fut donnée par cuillérées à café, d'abord tous les quarts d'heure, puis toutes les demi-heures et finalement toutes les heures. La potion fut répétée 4 fois, de manière que malgré ses 3 ans, elle prit en quatre jours, 80 cent, de sulfate de cuivre. Chez elle aussi la guérison fut radicale ; il ne se présenta aucun phénomène consécutif et, si la traitement a eu quelque influence sur la constitution, il l'a plutôt améliorée.

Je pourrais multiplier ces observations, car je traite tous les cas de croup par le sulfate de cuivre ; mais je le crois inutile. A elles seules je les considère comme assez probantes pour établir que, même *en dehors du vomissement, des doses considérables de sulfate de cuivre peuvent être tolérées par l'économie.* Le vomissement n'est donc pas une condition indispensable pour que le sel de cuivre n'empoisonne pas et on ne doit par conséquent, avoir aucune inquiétude quand, après l'administration du sulfate de cuivre à dose vomitive, celui-ci est retenu dans l'organisme.

Veut-on avoir des exemples de doses moindres, tolérées pendant des mois, par des enfants de tous les âges jusqu'à celui de 4 mois, on peut les trouver en grand nombre dans le corps du travail que nous avons l'honneur de présenter à la Société. On y verra que des doses de 2 à 12 centigrammes ont été supportées, sans inconvénients, sans diarrhée, souvent même sans vomissements initiaux, et que ce ne sont pas les plus petits enfants qui tolèrent le moins bien le métal. Ne doit-on pas se demander après cela quelles peuvent bien être les doses toxiques dont parlent Nothnagel et Rossbach, et n'arrive-t-on pas naturellement à la conclusion que les sels de cuivre à acides indifférents, administrés par le tube digestif, sont incapables de produire un empoisonnement mortel ?

Encouragé par nos nombreuses expériences sur les animaux, affranchi de la crainte qui a paralysé nos devanciers, nous avons poussé le traitement par les sels de cuivre avec plus de hardiesse que beaucoup d'autres et nous avons puisé dans cette pratique, des preuves nombreuses autant de l'innocuité que de la valeur thérapeutique du métal redouté. Patiemment nous les avons réunies pendant plusieurs années et nous croyons le moment venu de les faire connaître. Aujourd'hui que, grâce aux travaux de

MM. Toussaint, Galippe, Fott, Pasteur, Brouardel, Gallard et les nôtres, *la réhabilitation du cuivre comme poison* est un fait accompli, nous entreprenons de le réhabiliter sur le terrain de la thérapeutique et de montrer de quoi il est capable quand il est administré méthodiquement et sans prévention. Nous saisissons pour cette publication l'occasion qui nous est fournie par le cinquantenaire de l'existence de notre Société. Cette date nous paraît particulièrement favorable, car elle nous permet de marquer les étapes qu'a parcouru le problème depuis cinquante ans.

Elle nous est en même temps une occasion propice pour exprimer à la Société de médecine de Gand, cette tutrice intelligente et généreuse du corps médical des Flandres, notre reconnaissance pour la bienveillance avec laquelle elle a accueilli nos premiers essais et pour les témoignages de sympathie qu'elle nous a accordés pendant notre déjà longue carrière scientifique. Qu'elle reçoive en réciprocité la nouvelle expression de notre inaltérable dévouement et le vœu qu'elle reste prospère et inébranlable dans la marche en avant vers la conquête du vrai.

DE L'EMPLOI THÉRAPEUTIQUE

DES

SELS DE CUIVRE

DANS LA TUBERCULOSE

———

CHAPITRE I.

EXPÉRIENCE FONDAMENTALE SUR LE CHIEN,

Dans le cours de mes recherches sur le degré de toxicité des sels de cuivre, le hasard m'amena à découvrir une propriété thérapeutique de ce métal, que je crois utile de faire connaître.

Parmi les nombreux animaux qui servirent à mes expériences, il y eut un jeune chien noir âgé d'environ cinq à six mois, qui présentait sur la face et les côtés du cou des plaques d'impétigo ou d'eczéma impétigineux. Ces plaques, très étendues, donnaient à l'animal un aspect repoussant, ce qui, très probablement, avait été la cause pour laquelle le propriétaire s'était débarrassé d'un chien beau et vigoureux à tout autre point de vue. La maladie ne le rendant en rien impropre à mes expériences, mon domestique l'avait acheté pour les besoins du laboratoire.

Comme les autres animaux qui servaient à mes recherches à cette époque, il reçut journellement une certaine dose d'un sel de cuivre. L'espèce à laquelle il fut soumis, était l'acétate neutre cristallisé. Il lui en fut administré tous les jours, d'abord un demi-gramme, puis un gramme, en une fois et en poudre. Après les nausées et les vomissements des premiers jours, symptômes qui ne manquent jamais chez le chien, l'animal s'habitua au sel administré et ne présenta plus aucune altération de la santé, si ce n'est un certain amaigrissement se dissipant rapidement plus tard, grâce au réveil de l'appétit qui succéda à la suppression du sel de cuivre. Durant l'administration de l'acétate de cuivre, on observa, en effet, une inappétence de plusieurs heures succédant à l'état nauséeux et aux vomissements, phénomènes qui étaient surtout marqués après les prises d'un gramme. Bref, l'animal supporta le régime à l'acétate de cuivre pendant un mois, puis, le problème de la toxicité de l'acétate étant suffisamment élucidé pour les besoins de la question dont je poursuivais la solution, l'expérimentation fut suspendue et l'animal conservé pour d'autres recherches.

Ce qui fut intéressant pour moi dans cette observation, c'était bien moins l'innocuité de l'acétate de cuivre, j'en avais déjà acquis la preuve dans d'autres recherches, que la disparition de l'impétigo et la guérison du jeune chien. En quelques jours, j'avais vu diminuer, puis disparaître les croûtes impétigineuses qui couvraient la face de l'animal, si bien que, en moins d'un mois, la guérison fut complète.

Ce fait curieux me porta à penser qu'il ne s'agissait probablement pas d'une pure coïncidence et que ce qui guérissait apparemment l'impétigo du jeune chien, pouvait légitimement être tenté pour guérir celui de l'enfant. Cette conclusion était d'autant plus fondée et l'expérience sur l'enfant légitimée, que mes recherches et mes expériences, déjà très avancées à cette époque, m'avaient prouvé l'inanité des craintes de ceux qui redoutent l'empoisonnement par le cuivre ; aussi n'éprouvai-je aucune hésitation à soumettre à un traitement par les sels de cuivre un assez grand nombre d'enfants autant de ma clientèle civile qu'hospitalière.

CHAPITRE II.

OBSERVATIONS SUR LES ENFANTS.

1re série. — *Eczéma et impétigo.*

Première observation. — L'occasion se présentait belle dans le moment même de mon expérience sur le chien impétigineux. J'avais dans ma clientèle un jeune garçon de trois ans et demi, portant un eczéma généralisé, rebelle au possible, contre lequel tous les traitements avaient échoué et qui, sur mon conseil, avait fait le tour des médecins les plus en renom. Je l'avais traité d'abord moi-même successivement par le calomel, l'éthiops minéral, l'éthiops antimonial, l'arsenic, l'iodure de potassium, l'io-·dure de fer et localement par les bains d'amidon ou de gélatine; la poudre d'amidon pure ou mêlée à du tannin ou de l'alun, eto. On avait aussi employé sur d'autres conseils les bains alcalins, d'abord au carbonate de soude, puis au carbonate de potasse, les bains sulfureux et le soufre à l'intérieur. L'enfant avait pris aussi de l'huile de foie de morue, le sirop de Vanier, la douce-amère, la salsepareille, la tisane de pensée sauvage, etc., etc. Seul le calomel et les autres mercuriaux avaient produit quelque effet, toutes les autres médications étaient restées stériles. C'était le cas ou jamais de dire, que si le cuivre guérissait le petit malade en question, son efficacité était démontrée.

Vers le mois de septembre 1878, alors que le petit V... présentait une recrudescence épouvantable de son mal et que les démangeaisons, aigrissant son caractère en le privant de tout sommeil, exigeaient impérieusement une intervention plus active, je fis à la mère la proposition de traiter son enfant par une nouvelle méthode qui s'était révélée à moi par le hasard et que je croyais efficace. Ma proposition fut accueillie avec faveur et dès le lendemain, l'enfant, tout en continuant le régime qu'il suivait depuis longtemps et qui était celui qu'on prescrivit toujours en pareille circonstance, reçut quatre fois par jour une cuillerée à café d'un sirop composé de 100 grammes de sirop de sucre pour 40 centig. de sulfate de cuivre.

Quoique chaque cuillerée à café du liquide ainsi composé contînt au maximum 2 centigr. de couperose bleue, elle produisit pendant les premiers jours constamment des nausées et des vomissements ; mais à partir du cinquième, ces accidents allaient toujours en diminuant, si bien qu'après huit jours, le petit malade prenait son sulfate de cuivre avec répugnance, il est vrai, mais sans dérangement appréciable.

Dès le quatrième jour, les démangeaisons, si intolérables auparavant, allèrent en diminuant et il n'en fallut pas quinze pour que l'influence favorable du traitement se démontrât de la manière la plus incontestable ; enfin, en deux mois et demi de temps, la guérison était complète et l'enfant, qui était monstrueux auparavant, put partout accompagner sa mère.

La disparition de l'eczéma n'était cependant pas définitive. Le petit V... eut de nombreuses récidives qui, chaque fois, furent combattues dès leur apparition, par la même médication et toujours avec le même succès.

J'ai oublié de dire que vers la troisième semaine, alors que la tolérance était complète, la dose fut successivement élevée à 50, puis à 60 centigr. par 100 grammes de sirop, de manière que pendant la plus grande partie du traitement, le petit V... prit 0,12 gr. de sulfate de cuivre par jour. En dehors de la disparition de l'éruption, je ne constatai rien, si ce n'est une diminution de l'embonpoint et une apparence plus sèche, moins lymphatique de tout le corps du petit malade. Quelques ganglions lymphatiques du cou avaient disparu avec l'eczéma qui les entretenait. Une ou deux fois la médication avait dû être suspendue pendant une huitaine de jours à cause du dégoût insurmontable que finit par inspirer le médicament.

Cette première expérience confirmant mon hypothèse au delà de toute prévision m'enhardit et je traitai par le sulfate, plus rarement par l'acétate et le carbonate de cuivre, plus de 27 cas de la scrofulose dans ses diverses manifestations.

Je vous entretiendrai d'abord des eczémas et impétigos, puis je parlerai des adénites et des affections oculaires.

Parmi les sujets traités pour eczéma et impétigo, il y a jusque des enfants de 4 et 6 mois, qui ne présentaient leur eczéma que depuis quelques semaines, sous forme aiguë et furent guéris en peu de jours.

Deuxième observation. — Dans leur nombre je citerai d'abord le petit de K..., âgé de six mois. Allaité par une nourrice devenue anémique sans qu'on l'eût aperçu, il présentait de l'eczéma sur la tête, derrière les oreilles, aux tempes, sur les côtés de la face et sur d'autres parties du corps; l'administration de trois cuille-rées à café d'un sirop contenant 10 et plus tard 20 centigr. de cuivre, par 100 gr. suffit pour le guérir en moins de quatre se-maines. Il n'y eut chez lui de vomissement que le premier jour, jamais de diarrhée. La guérison fut radicale, jamais il n'y eut de rechutes.

Troisième observation. — Le petit D..., âgé de 4 mois, affecté d'impétigo du cuir chevelu et de la face, fut guéri en six semai-nes, grâce à un sirop contenant 0, 10 pour cent de sulfate de cuivre, dont il prit quatre cuillerées à café par jour. Il ne pré-senta pas même le vomissement initial et ne cessa pas un ins-tant de se porter à merveille. Comme la croûte impétigineuse du cuir chevelu persistait encore longtemps après la guérison de tous les autres symptômes, elle fut traitée topiquement, vers la fin, par un glycérolé au sulfate de cuivre contenant 50 centigr. de sulfate de cuivre dans 30 gr. de glycérine. Ce topique parut hâter la chute de la croûte, après laquelle la surface reprit son épiderme normal qui ne tarda pas de se couvrir de cheveux.

Quatrième observation. — Je guéris par le même médicament le petit P..., âgé de 3 ans. Profondément lymphatique par hérédité, il avait présenté au début des manifestations du côté de la peau, une adénite aiguë suppurée du cou et une deuxième de la nuque. Toute la face, la tête et une partie du dos étaient couvertes de plaques impétigineuses ; la constitution était en même temps profondément altérée.

Comme chez le petit V..., sujet de la première observation, plu-sieurs traitements antérieurs étaient restés sans effet. Il prit, par jour, quatre cuillerées à café d'un sirop à 30 centigr. de sulfate de cuivre pour 100 gr. et fut complètement guéri, en deux mois, non seulement de son impétigo, mais encore de ses adénites, et, chose digne d'être notée, après ce premier traitement par le cuivre, le lymphatisme de l'enfant fut beaucoup moins apparent, la constitution s'améliora et il n'y eut plus aucune rechute d'un eczéma impétigineux qui le tourmentait depuis plus de deux ans.

5e, 6e, 7e, 8e, 9e, 10e *observations*. — Pendant les années 1882 et 1883, sept enfants de 1 à 4 ans furent traités à l'hôpital des enfants, d'impétigo et d'eczéma plus ou moins étendus occupant la tête et la face ; tous supportèrent très bien le sulfate de cuivre en manifestant l'un un peu plus, l'autre un peu moins de tendance au vomissement et tous guérirent. Il est à noter que les vomissements surviennent le plus souvent quand le sel de cuivre est administré pendant la plénitude de l'estomac. Cette observation nous a conduit à administrer le médicament pendant la nuit, aux enfants chez qui le vomissement se montrait avec obstination. Les cas furent recueillis dans tous leurs détails ; mais comme ils ne présentent rien de particulier, je crois pouvoir me borner à leur énoncé sommaire.

Conclusion. — Le sulfate de cuivre est très efficace dans le traitement de l'eczéma et de l'impétigo de différentes formes, se présentant chez les enfants très lymphatiques ou scrofuleux. Dans 10 applications, j'ai eu 10 guérisons. L'administration interne et journalière de 10 à 12 centigr. de sulfate de cuivre, d'après les âges a suffi. L'application topique d'un glycérolé du même sel paraît être un adjuvant utile, vers la fin du traitement quand les croûtes tardent de se détacher.

CHAPITRE III.

EMPLOI DES SELS DE CUIVRE DANS LE TRAITEMENT DE L'ADÉNITE SCROFULEUSE.

J'eus aussi l'occasion d'étudier les effets du sulfate de cuivre dans le traitement des manifestations de la scrofulose du côté

des ganglions lymphatiques. Le plus souvent, les adénites obser-
vées se montrèrent concurremment avec les dermatites, fréquemment elles paraissaient dépendre d'elles.

Je citerai d'abord les adénites aiguës suppurées ou non, sur-
vénues après les traînées lymphatiques prenant leur origine dans
le foyer de l'impétigo, à la tête ou derrière les oreilles, pour
s'étendre et s'arrêter aux ganglions du cou et de la nuque. Cette
complication se présente dans les cas des observations 2, 4 et 7.

La médication la plus utile contre ces phénomènes aigus est
incontestablement le calomel à dose fractionnée; mais le sulfate
de cuivre poussé jusqu'à la dose vomitive me paraît tout aussi
efficace, car dans aucun cas ses bons effets ne se sont démentis.
Il est utile de pousser jusqu'au vomissement ; puis, les vomissements cessant par accoutumance, on doit continuer la même
dose pendant huit à dix jours; au bout de ce temps, la cicatrisation est terminée. A l'appui de ce que nous venons de dire, je
rappellerai le cas du petit de K..., observation n° 2.

Dans le cours de son impétigo, deux adénites suppurées suc-
cessives se déclarèrent au cou, toutes les deux disparurent en
peu de jours sans autre traitement que le sel de cuivre. Je citerai
aussi le jeune de P.., qui présenta des abcès adéniques énormes
dont le premier, antérieur à l'emploi du cuivre, fut traité par le
calomel, et dont le second, survenu au début du traitement par
le cuivre, céda rapidement pendant l'emploi de ce métal. J'ajou-
terai encore les observations de plusieurs enfants traités à l'hôpital, atteints souvent d'autres maladies, soit du côté de la peau,
soit du côté des yeux, et qui tous virent disparaître les ganglions
engorgés dont ils étaient affectés.

Mais l'efficacité du sulfate de cuivre se montra aussi dans le
traitement de ces chapelets de ganglions durs et atoniques qui
restent souvent une difformité pour le reste de la vie et sont une
perpétuelle menace d'abcès froids. J'ai traité un grand nombre
de cas de ce genre avec un succès que je crois plus prompt et
plus constant, que celui qu'on obtient par l'iode ou l'iodure de
fer. En dehors des guérisons, obtenues dans la première enfance, par l'administration de sirops en tout semblables à ceux
dont j'ai donné plus haut la formule, je puis signaler quelques
résultats favorables observés sur des enfants et des jeunes gens

de l'âge de 10 à 14 ans. Ces derniers furent traités par des pilules contenant 1 à 2 centigrammes de sulfate ou de carbonate de cuivre par pilule et administrées jusque six par jour, le mieux avec les repas. L'amélioration fut prompte et la guérison souvent complète en peu de semaines. Ce ne fut que dans des cas très anciens, complétement invétérés, que le résultat resta incomplet ; mais tout médecin sait que, vis-à-vis de tels engorgements, l'iode et l'iodure de potassium manquent également le but. En somme, les sels de cuivre sont efficaces dans le traitement des adénites scrofuleuses aiguës et chroniques et ne le cèdent pas aux iodures.

CHAPITRE IV.

EMPLOI DU CUIVRE DANS LES MALADIES OCULAIRES DE CAUSE SCROFULEUSE.

L'ophthalmie scrofuleuse si fréquente dans l'enfance a fait l'objet de plusieurs de mes recherches. Sept cas de maladies de ce genre ont été traités par le sulfate de cuivre à l'intérieur et les émollients et narcotiques à l'extérieur.

Dans un, le sulfate de cuivre fut remplacé à la fin par des pilules au carbonate de même métal. Les résultats ont été variables d'après le degré, la nature et le siège de la manifestation scrofuleuse à traiter.

Les blépharites scrofuleuses simples, qui ne sont autre chose que l'envahissement des paupières par la lésion eczéma ou impétigo, guérissent avec la plus grande facilité par le sulfate de cuivre à l'intérieur et sans qu'il soit nécessaire de recourir à un topique quelconque. Je l'ai observé un grand nombre de fois ; je n'ai même jamais vu que la lésion des paupières ne suivît pas les progrès généraux de l'amélioration de l'affection cutanée ; mais dès que la blépharite devient conjonctivite et plus encore, quand elle prend les proportions de la kératite ulcéreuse, l'effet du sulfate de cuivre m'a paru être moins manifeste. Voici deux observations qui me semblent le prouver.

Douzième observation. — Le petit L..., âgé de 7 ans, d'une constitution très faible et d'un tempérament éminemment lymphatique, est affecté pour la deuxième fois d'impétigo de la face. Quatre ans auparavant il avait été guéri une première fois par un mélange de 10 parties d'æthiops antimonial, cinq parties de magnésie blanche, autant de poudre de rhubarbe et de résine de gaïac et n'avait présenté depuis ce temps aucune rechute.

La maladie, cette fois, apparut avec violence et fit de rapides progrès. Un grand nombre de ganglions du cou s'engorgèrent, sans cependant passer à la suppuration. Je prescrivis le sulfate de cuivre en solution à la dose de 40 centigr. par 100 gr. de sirop. Sous cette influence l'impétigo s'arrêta et entra en résolution. Mais bientôt des manifestations scrofuleuses se produisirent du côté de l'œil droit, puis de l'œil gauche et, malgré le sulfate de cuivre, prirent des proportions inquiétantes. A la conjonctivite de l'œil droit suivit bientôt la kératite ; deux pustules qui s'ulcérèrent après quelques jours vinrent se développer sur le pourtour de la cornée, entraînant avec elles la photophobie, le larmoiement et tout le cortège de symptômes qui accompagnent l'ulcère de la cornée.

Un collyre composé de 200 gr. de décoction de racine de guimauve avec addition de 4 gr. d'extrait de jusquiame et autant de borax ne produisit aucune amélioration apparente ; enfin, après huit jours encore d'un emploi infructueux du sulfate de cuivre, dont l'usage était commencé depuis environ un mois, je dus bien me rendre à l'évidence et reconnaître l'inefficacité du cuivre dans ce cas particulier. Je prescrivis alors le calomel à doses fractionnées, fréquemment répétées de manière à imprégner l'économie aussi rapidement que possible et remplaçai en même temps la décoction de guimauve par un collyre au sulfate d'atropine, 5 milligr. sur 10 gr., dont l'extrême photophobie et les ulcérations de la cornée indiquaient l'emploi. Dès le premier jour, il se produisit un point d'arrêt, puis l'amélioration la plus manifeste suivie de la guérison de la kératite vint couronner le changement de thérapeutique. L'affection cornéenne guérie, je repris le sulfate de cuivre contre la scrofulose et le jeune garçon fut complètement guéri ; il n'a jamais présenté de récidive.

Du Moulin.

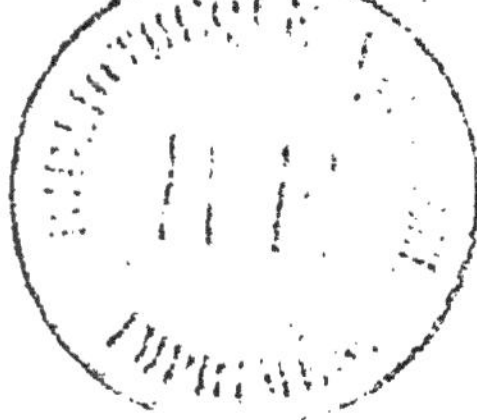

2

Treizième observation. — La deuxième observation de kéralite a rapport à une petite fille de 3 ans, la petite V... Elle présentait un de ces eczémas secs, rugueux, siège d'une vive démangeaison, tels qu'on les rencontre si fréquemment chez les enfants et qui les privent de sommeil et de repos. A plusieurs reprises cet eczéma avait été amendé par le sulfate de cuivre, sans jamais guérir complètement. C'est que, les nausées et le dégoût survenant, la mère avait la faiblesse de ne pas continuer l'administration des remèdes dont elle redoutait les effets toxiques, comme elle avait l'habitude de le dire. A la suite d'une des nombreuses rechutes, les yeux furent pris d'abord de blépharite, puis de conjonctivite. Celle-ci, sans avoir la gravité de l'ophthalmie scrofuleuse décrite dans l'observation précédente, entraîna cependant une forte photophobie et du larmoiement; il survint aussi une petite pustule sur le bord d'une des cornées, dont on voit encore la cicatrisation.

L'insuccès observé chez le petit L... me fit insister moins obstinément; après quelques jours, je renonçai au sulfate de cuivre pour recourir au calomel dont le succès fut ce qu'il avait été dans le cas précédent.

Cette complication grave eut un heureux résultat. Il convainquit la mère de la nécessité de persévérer dans le traitement de son enfant. Aussi le sulfate de cuivre, immédiatement repris, fut-il continué malgré les nausées et les vomissements des premiers jours et aujourd'hui, après un traitement de deux mois, la peau de la petite V... est aussi lisse et aussi propre que celle des enfants les mieux portants. La constitution très délicate de l'enfant s'est en même temps beaucoup améliorée et son état lymphatique et anémique corrigé.

Elle présente cependant de fréquentes rechutes aux changements de saison. Les vents du nord provoquent facilement sur les tempes et le côté des joues une éruption sèche et rugueuse; mais, loin de redouter la toxicité du remède, la mère recourt aujourd'hui spontanément au sulfate de cuivre sans demander même mon intervention. Dans les dernières rechutes le sulfate a été remplacé par le carbonate qui est mieux toléré.

14e, 15e, 16e, 17e, 18e *observations.* — Cinq enfants traités à l'hôpital ont fourni des résultats un peu différents.

Parmi elles, car c'étaient toutes les cinq des filles, je citerai la petite M..., âgée de 2 ans. Elle était en traitemsnt depuis plus de cinq mois ; toutes sortes de médications avaient été instituées.

Son ophthalmie scrofuleuse avait résisté à tous les topiques, et le régime de l'hôpital, si utile aux enfants pauvres, joint au sirop d'iodure de fer, au sirop Vanier et à d'autres moyens préconisés dans l'espèce, n'avait produit aucun résultat. L'enfant était pâle et bouffie ; son appétit était à peu près nul : chétive et misérable, elle ne savait plus même marcher ; un eczéma couvrait presque tout le milieu de la face, en même temps qu'une ophthalmie scrofuleuse composée des lésions de la blépharite, de la conjonctivite et de la kératite, provoquait une photophobie qui paralysait l'enfant dans tous ses mouvements et le maintenait cloué à son lit.

Au milieu de ces conditions, je repris le traitement de l'enfant et, laissant subsister intacts les topiques employés depuis des mois, je proposai à l'habile oculiste, chargé du service des ophthalmiques, de soumettre la petite Marie au sulfate de cuivre à l'intérieur. Il accueillit ma proposition avec sa bienveillance habituelle et constata avec moi la prompte amélioration de la petite M... Non seulement l'eczéma de la face disparut rapidement, mais l'ophthalmie s'améliora, la photophobie disparut et l'enfant prit part aux jeux de ses compagnes. Au bout de deux mois, cette petite fille, qui était chétive et misérable au point qu'elle n'avait jamais pu bouger de son lit, apprit à marcher et sortit de l'hôpital non seulement complètement rétablie, mais comme régénérée. Le cuivre avait produit chez elle un effet merveilleux, modifiant toute la constitution et corrigeant la nutrition de tous les tissus. Je me bornerai à faire remarquer qu'il y a loin de tels effets, obtenus par l'administration du sulfate de cuivre à la dose de 6 à 8 centigr. par jour, à l'empoisonnement chronique que tant de médecins continuent encore à redouter de ce métal.

19ᵉ observation. — Il y eut à la même époque, à l'hôpital des enfants, une petite fille de huit ans, profondément scrofuleuse et cachectique qu'avec d'autres je soumis au traitement par le sulfate de cuivre et dont je crois intéressant de rapporter l'histoire en peu de mots.

Membre d'une nombreuse famille dont elle est l'aînée, elle a déjà dû travailler à la fabrique. Elle a toujours été très mal nourrie, mais présente cependant la taille de son âge. Elle est profondément scrofuleuse : de nombreux ganglions durs non ulcérés entourent le cou, d'autres forment une tumeur adénoïde assez volumineuse au-dessous de l'oreille droite.

La face est couverte d'impétigo et les paupières présentent les symptômes de la blépharite eczémateuse, en même temps que sur l'une des cornées on constate une kératite ulcérée ; en deux mots, c'est un type de scrofuleuse.

Traitement. — Sulfate de cuivre 60 centigr. dans sirop simple 100 gr., à prendre quatre cuillerées à dessert par jour ; régime substantiel peu épicé ; comme boisson, bière et eau.

Cette jeune fille supportait difficilement le sulfate de cuivre ; il provoquait chez elle à tout instant le vomissement et faisait rejeter les aliments quand il avait été donné peu après le repas ; pour y remédier, le médicament fut administré pendant la nuit alors que l'estomac était vide. Le résultat fut très satisfaisant, les vomissements ne survenant jamais le lendemain.

A cette différence près, la guérison marcha comme dans les cas précédents ; elle avança même rapidement, et l'enfant quitta l'hôpital au bout de trois mois, complètement guérie de son affection, fortifiée et comme régénérée.

Les ganglions lymphatiques du cou et du côté de la face n'avaient pas complètement disparu, mais ils étaient réduits au tiers de leur volume primitif.

J'ai oublié d'ajouter que vers la fin, lorsque l'impétigo avait disparu, le sulfate de cuivre fut remplacé par l'huile de foie de morue et des pilules au carbonate de cuivre, 1 centigr. par pilule.

19e, 20e, 21e et 22e *observations*. — Quatre autres cas de moindre gravité, traités à l'hôpital, eurent une issue tout aussi favorable. Il y en eut cependant, ici aussi, deux dans lesquels le sulfate de cuivre ne produisit pas le résultat désiré. Comme chez le petit L...., après plusieurs semaines de traitement infructueux, je fus

obligé d'y renoncer et de recourir au calomel à doses fractionnées. Ce médicament produisit un résultat satisfaisant dans l'un
des cas, mais lui aussi devait compter un insuccès. Chez l'enfant
de cette dernière observation, le sulfate de cuivre commença par
produire une grande amélioration, puis survint une récidive
inexplicable que ni cuivre, ni calomel ne parvinrent à guérir. Après
trois mois de traitement, l'enfant fut retiré non guéri de l'hôpital.

Le sulfate, l'acétate et le carbonate de cuivre guérissent donc
aussi les manifestations scrofuleuses de l'œil, à l'exception de
la kératite ulcéreuse qui paraît être réfractaire à ce traitement.
Nous constaterions donc ici un phénomène analogue à celui de
l'action du chlorate de potasse dans la diphthérite : il guérit la
diphthérite bucco-pharyngienne, mais n'agit pas sur le croup.
Est-ce un phénomène de nutrition, est ce un phénomène de loca-
lisation qui est au fond de cette inexplicable différence; nous ne
pourrions le préciser, mais le fait est réel, la clinique doit en
tenir compte.

Les 27 observations que nous avons réunies ici, prises dans
leur ensemble, prouvent que les sels de cuivre sont d'utiles mo-
dificateurs de la scrofulose. Ce fait fut-il connu des Anciens et
la donnée acquise à la thérapeutique avant notre découverte? Je
veux l'examiner ici sommairement.

CHAPITRE V.

HISTORIQUE.

Je commence cet examen historique par les travaux du vieux
Dr Rademacher que je considère comme le plus grand partisan
de l'emploi des métaux en thérapeutique. Je l'appellerai volontiers un avant-coureur de la métallothérapie contemporaine. Si
l'on en excepte la métallothérapie externe, dont il n'avait pas de
notion, il est incontestablement un de ceux qui ont le plus recom-
mandé l'emploi du cuivre en thérapeutique. Longtemps avant
Herpin, il en préconisa l'usage dans l'épilepsie, la chorée et

d'autres névroses; il désignait même certaines maladies de cette espèce sous le nom de maladies à cuivre, et poussa les doses avec une extrême hardiesse; mais, nulle part dans les écrits que j'ai pu consulter, il ne signale son emploi dans la scrofulose en général et dans les maladies de la peau en particulier. Pour ce qui concerne les dernières affections, je ne connais que la recommandation de Lafargue (1). Cet auteur vante le cuivre dans les hyperesthésies cutanées accompagnées de vives démangeaisons. Si Lafargue entend parler des démangeaisons qui accompagnent l'eczéma, je suis entièrement d'accord avec lui; mais alors la disparition du prurit est le résultat de la guérison de l'affection cutanée et de la régénération d'un épiderme normal, là où des maladies chroniques de la nature de l'eczéma et de l'impétigo en empêchaient la formation, effets que Lafargue ne signale pas, et que je considère comme fondamentaux (2).

Nous trouvons des vestiges évidents de l'emploi ancien des préparations de cuivre contre certaines dyscrasies et particulièrement contre la scrofulose, dans l'article de Ratier du *Dictionnaire de médecine et de chirurgie pratiques*, publié vers 1830 par Andral, Bégin, etc.; mais partout et toujours la recommandation du métal est immédiatement infirmée par la terreur qu'inspire son action toxique. Ce fait se prouve clairement par la citation suivante, que je prends parmi beaucoup d'autres et presque au hasard du livre :

« On peut dire de l'acétate de cuivre, comme de tous les moyens violents, qu'il a été essayé contre toutes les maladies graves et opiniâtres; et l'on pourrait, en quelque sorte, se borner à transcrire la liste des affections dans lesquelles ont été préconisées tour à tour les préparations ammoniacales, arsenicales, mercurielles, etc., c'est-à-dire la rage, l'épilepsie, *les scrofules*, la syphilis, le cancer. Ses bons effets sont tellement équivoques *et tellement compensés par les graves accidents qui ont accompagné ces tentatives, qu'on trouverait, de nos jours, peu de praticiens disposés à recom-*

---

(1) Bulletin de thérapeutique, LIV. p. 168, février 1858.

(2) Par contre, dans le « prurigo senilis », le cuivre m'a paru complètement inefficace.

mencer ces dangereuses expériences. Dans la plupart des cas, les ma-
lades, chez lesquels on ne s'est pas borné à des doses insignifiantes par
leur exiguïté, ont offert les symptômes propres à l'empoisonnement
plus ou moins complet par les substances acres; savoir: des nausées,
des vomissements, des évacuations alvines plus ou moins abondantes.
Quelquefois, ce qui d'ailleurs n'a rien de particulier, ces secousses
ont favorisé la résolution d'engorgements scrofuleux ou squirrheux,
ou la cicatrisation d'ulcères de mauvaise nature. Mais combien de
fois n'ont-elles pas amené de fâcheuses conséquences (1).

Cette citation donne la clef du motif qui a fait renoncer à l'acétate de cuivre et aux sels de cuivre en général; ce motif, ce sont
« les graves accidents » qu'on redoute de ces tentatives; ce sont
les « fâcheuses conséquences » que bien souvent ce traitement
aurait entraînées. Mais, la citation le reconnaît, tout en l'atté-
nuant autant que possible, le traitement a favorisé « la résolution d'engorgements scrofuleux » ou « la cicatrisation d'ulcères
de mauvaise nature »; il n'a donc pas été inefficace, il a même
réussi; mais il était redouté pour ses dangers, et c'est là la vraie
raison de son abandon.

L'auteur a la même horreur du sulfate de cuivre que de l'acétate; il en craint l'emploi interne pour toutes les indications que
de plus anciens lui avaient assignées dans l'épilepsie, l'hysté-
rie, etc.; il en redoute même l'emploi externe. Voici, en effet, ce
qu'il dit, après avoir rejeté toutes les applications internes :
« Quant à son application extérieure, elle a survécu. Seulement
elle demande quelques précautions, parce que le sulfate de
cuivre, *nonobstant les assertions contraires, peut très bien être ab-*
sorbé et transporté dans les voies de la circulation (2). » Et cependant on connaissait déjà alors les expériences de Drouard et
Smith, qui démontrent l'innocuité de l'action topique des sels
solubles de cuivre. Devergie lui-même énonce cette innocuité en
disant: « Il ne paraît pas que ces poisons (les sels solubles de
cuivre) soient absorbés; au moins leur contact avec le tissu cel-
lulaire de la cuisse d'un chien ne développe qu'une phlegmasie

(1) Dictionnaire, t. V, p. 593.
(2) Dictionnaire, t. V, p. 597.

locale très intense, mais *d laquelle le chien ne succombe pas*, quoique la dose de la substance vénéneuse ait été portée à 2 gr.

Alibert, dans son *Traité de thérapeutique*, 1817, n'en parle pas. Trousseau qui, pendant un grand nombre d'années, a guidé les médecins français et belges sur la voie de la thérapeutique, traité le cuivre avec un suprême dédain et le juge sommairement par cette phrase :

« Le cuivre métallique n'est plus usité en médecine; quelques sels seulement servent à remplir des indications thérapeutiques.» (Suit un sommaire des applications des sels de cuivre, occupant une page et demie.)

L'auteur y signale l'opinion de ses contemporains sur l'emploi des sels du métal en question; mais parmi les applications que nous y lisons, nous ne trouvons ni la scrofulose, ni les maladies de la peau. Les auteurs allemands, tels que OEsterlen, Clarus, Schroff, ne sont pas plus explicites.

Enfin, le *Nouveau dictionnaire de médecine et de chirurgie pratiques* ne signale qu'une observation de Guersant père, rapportant la disparition d'engorgements glandulaires chez des sujets scrofuleux.

Il résulte de ce coup d'œil rétrospectif que si l'emploi thérapeutique auquel nous avons appelé les sels de cuivre n'est pas absolument nouveau, les connaissances de nos prédécesseurs se réduisaient cependant à peu de chose, et que la notion qu'on avait de la valeur médicale du cuivre était très vague. Nous avons essayé de fixer nettement l'indication et la dose, et de donner au problème la précision scientifique nécessaire à notre époque. Cette indication, nous pouvons la formuler en ces termes : « Les sels de cuivre, à dose petite et moyenne, guérissent les manifestations de la scrofulose de l'enfance; ils sont particulièrement utiles dans les différentes formes de l'impétigo et de l'eczéma, guérissent aussi les adénites, les blépharites et les conjonctivites eczémateuses, mais sont peu ou pas efficaces dans les kératites pustuleuses et ulcéreuses. »

Ce traitement est inoffensif. Notre travail, le prouvant à chaque page, fournit ainsi encore de nombreux matériaux à une autre démonstration que nous avons commencée depuis longtemps. Il prouve une fois de plus l'innocuité des sels de cuivre à acides

Indifférents, aux doses thérapeutiques auxquelles nous avons eu recours et cela à tous les âges, depuis la plus tendre enfance; car, je le répète, parmi les sujets de nos expériences, il figure des enfants de 4 à 5 mois. Il défend par là le cuivre contre le discrédit dans lequel l'avaient précipité les exagérations des toxicologistes de la fin du siècle dernier et de la première moitié du présent, ce qui contribuera à la vulgarisation de son emploi. Jamais, sur plus de cinquante fois que nous avons employé les différents sels de cuivre, nous n'avons observé d'autres accidents que des nausées et des vomissements passagers, un léger amaigrissement chez quelques malades et un profond dégoût pour le médicament; jamais, malgré un emploi de plusieurs mois et un retour plusieurs fois répété à la médication, nous n'avons constaté aucun des accidents tant redoutés par Ratier, Orfila, Devergie et tous les hommes de cette époque. On peut donc, sans crainte, avoir recours à un traitement qui me paraît supérieur à tous les moyens connus et utilisés dans l'espèce.

CHAPITRE VI

THÉORIE DE L'ACTION THÉRAPEUTIQUE DES SELS DE CUIVRE

Les sceptiques en thérapeutique ne manqueront pas de nous demander comment nous expliquons cette action du sulfate de cuivre. Ratier disait déjà : « Pour peu qu'on ait de la sévérité dans l'esprit, on est toujours porté à se demander d'après quelle induction l'acétate de cuivre a pu être introduit dans la thérapeutique médicale (1). »

Cette objection pouvait avoir quelque portée à l'époque de Ratier, mais elle ne nous est plus applicable aujourd'hui. Nous avons donné le point de départ de notre raisonnement au début du travail, dans l'expérience fondamentale que nous y relatons. Le hasard a été notre guide dans le cours de nos expériences sur la toxicité de l'acétate de cuivre. Nous avons contre nous que

______

(1) Dictionnaire, loco citato.

l'observation fondamentale est isolée, nous le reconnaissons; mais on ne se procure pas les chiens eczémateux ou impétigineux comme on le veut et, en dehors de cette condition, il est impossible de multiplier les essais. Volontiers nous aurions répété nos expériences plusieurs fois; mais les matériaux manquaient.

Les plus sceptiques doivent cependant avouer, en examinant impartialement cette observation, que le résultat était si net, si prompt, si surprenant, que nous étions pleinement autorisé à en tirer provisoirement la conclusion : qu'il y avait probabilité qu'il existât là plus qu'une coïncidence de hasard et qu'un rapport de cause à effet pouvait être soupçonné. A croire qu'un résultat semblable se produirait probablement chez l'enfant, il n'y avait qu'un pas. Or, mes convictions sur l'innocuité de l'expérimentation me permettaient de recourir sans scrupule à cette catégorie de moyens de contrôler et la répétition du même phénomène thérapeutique ne tarda pas de se produire et de se reproduire toujours en prouvant, de la manière la plus concluante, le bien fondé de notre hypothèse inductive, au point que nous nous considérons aujourd'hui comme complètement à l'abri des objections de l'espèce de celle de Ratier.

Grand partisan de la thérapeutique rationnelle, nous ne dédaignons pas les exigences des pharmacologistes contemporains quand, allant plus loin encore que Ratier, ils demandent la modalité des phénomènes thérapeutiques à l'expérience physiologique. Nous ne donnons pourtant pas dans l'exagération de ceux qui veulent que la thérapeutique en sache plus que la physiologie. Or, comment le pharmacologue veut-il se rendre compte des modifications qu'un métal imprime à la formation des tissus ou à la nutrition intime dans son ensemble, alors que le physiologiste sait si peu du chimisme par lequel la nature procède dans la formation des tissus et des organes les plus élémentaires. Le physiologiste sait-il seulement comment la nature s'y prend pour déposer la chaux dans l'os et la potasse dans le muscle en laissant la soude dans les humeurs.

Ce sont cependant là évidemment des données préalables, primordiales, sans lesquelles l'explication thérapeutique ne peut rien tenter de précis et de complet dans cette direction, ne peut surtout pas rendre compte de la manière dont un métal étranger arrive à un tissu déterminé.

Je voudrais néanmoins, à mon tour, aller plus loin; je voudrais, m'élevant dans le domaine de la théorie, au-dessus du fait brut de la guérison, quelque bien avéré et bien constaté qu'il soit, rechercher si parmi les données connues de l'action physiologique du cuivre, nous ne trouvons rien qui puisse jeter quelque jour sur son utilité quand il s'agit de favoriser la régénération d'un épiderme normal, voire même de corriger un vice de nutrition général, une dyscrasie telle que celle qui caractérise la scrofulose.

Ratier pensait que ce sont les secousses de vomissement et les évacuations alvines seules qui ont produit les effets salutaires qu'on a signalés.

« Quelquefois, dit-il, ce qui d'ailleurs n'a rien de particulier, ces secousses (les nausées, les vomissements, les évacuations alvines) ont favorisé la résolution d'engorgements scrofuleux ou squirrheux, ou la cicatrisation d'ulcères de mauvaise nature. » Au point de vue de Ratier, les sels de cuivre agissaient donc comme les vomi-purgatifs en général et n'auraient aucune influence spéciale sur la nutrition ou la formation des tissus.

Cette opinion nous paraît insoutenable, parce qu'elle est en contradiction manifeste avec les faits. J'ai observé des cas nombreux dans lesquels de petites doses de sel de cuivre ont produit la guérison de l'impétigo, de l'eczéma, voire même d'autres manifestations de la scrofulose, sans qu'il survînt ni nausées, ni vomissements, ni diarrhée, sans que le cuivre jetât le moindre trouble apparent dans la santé. Il n'y eut donc pas de trace des secousses invoquées par Ratier. Dans les autres, ce ne fut le plus souvent qu'après que ces secousses eussent cessé que la guérison se montra.

L'action n'étant pas simplement celle d'un vomi-purgatif, puisqu'elle se produit en dehors de toute secousse de ce genre, force nous est de chercher ailleurs notre explication.

Deux faits physiologiques me paraissent pouvoir être invoqués pour élucider l'action du cuivre dans la scrofulose en général, et dans les manifestations cutanées de cette affection en particulier, et j'oserais dire par excellence, ces faits sont :

1° L'existence de cuivre normal dans le sang de personnes bien portantes;

2° L'accumulation de ce métal dans les cheveux, les ongles et probablement les autres tissus de nature cornée.

Examinons d'abord la question du cuivre normal.

Le fait du cuivre normal dans le sang avancé pour la première fois par Orfila et confirmé depuis par Sarzeau (1), Rossignon (2), Millon (3), Deschamps d'Avalon (4) et d'autres, est controversé par M. Melsens (5). On ne pourrait cependant nier que son existence doit être très fréquente. Après les résultats positifs obtenus par des expérimentateurs aussi dignes de foi que ceux que j'ai cités, auxquels je dois encore ajouter Wackenröder, j'ai voulu moi-même vérifier ce qu'il en est. Expérimentant par le procédé de l'électrolyse, j'ai extrait plusieurs fois du cuivre de sang humain provenant de saignées pratiquées à des personnes chez lesquelles aucune circonstance particulière ne pouvait être invoquée comme ayant été capable d'introduire accidentellement ce métal.

Je n'ai jamais compris, d'ailleurs, pourquoi l'existence d'une trace de cuivre dans le sang aurait quelque chose de si extraordinaire. De nombreux chimistes n'ont-ils pas prouvé l'existence du cuivre dans beaucoup de végétaux, dans les farines et jusque dans les médicaments ?

Je citerai ici Sarzeau, Meisner et surtout Deschamps (d'Avalon) et Galippe.

En 1848, Deschamps (d'Avalon) présenta un travail sur le cuivre physiologique (6). Dans du froment récolté à Avalon sur un champ appartenant depuis quarante-deux ans à un propriétaire et n'ayant jamais reçu de sulfate de cuivre, il constata la présence du cuivre dans la proportion de 4 millig. par kilogr. de farine. Le même auteur trouva ce métal dans la pomme de terre et

---

(1) Arch. der Pharmacie, Bd. LXXV, p. 110.
(2) Trans. of the British Associat., 1851, p. 67.
(3) Comptes rendus, t. XVIII, p. 314.
(4) Journal de pharmacie, 1830, t. XXVI, p. 41.
(5) Melsens. De l'absence du cuivre et du plomb dans le sang. Ann. de chimie, 1848, 3e série, t. XXIII, p. 358.
(6) Bulletin de l'Acad. de méd., t. XIII, p. 542, 1848.

le riz. M. Galippe (1) fit, dans ces derniers temps, des titrages
multipliés de cuivre. Il a analysé du blé, on peut dire de toute
provenance, et jamais le cuivre n'y a fait défaut. La proportion
oscillait entre 10 milligr. (blé du centre) et 5 milligr. (blé de Ca-
lifornie). Le même auteur titra le cuivre dans le seigle, l'avoine,
l'orge, le riz, le son, plus de dix sortes de pain de diverses pro-
venances et de différents noms ; les pommes de terre, les carot-
tes, les haricots, les lentilles, etc., etc., partout il trouva au
moins des traces, mais le plus souvent des quantités parfaitement pondérables de cuivre. Or, quand nos aliments de tous les
jours contiennent du cuivre, comment notre sang et nos tissus
n'en contiendraient-ils pas ? Nos adversaires sont d'accord pour
dire que les ustensiles de cuisine en cuivre peuvent en introduire accidentellement ; mais toutes ces expériences prouvent
que cette condition n'est pas nécessaire, pour que le sang en
renferme ; nos tissus doivent en contenir de provenance alimén-
taire normale, c'est inévitable.

L'organisme contient donc normalement du cuivre, il doit en
contenir, cela est démontré. Mais ce cuivre, joue-t-il un rôle
physiologique ? Son absence ou sa diminution entraînent-elles
quelque chose, comme Wützer (2), Millon (3) et Hannon l'ont affirmé pour le manganèse ? Je l'ignore jusqu'ici, car l'attention de
personne n'a été appelée sur ce point. Cela n'aurait cependant
rien de si invraisemblable. Faisons remarquer d'abord que Millon prétend que le cuivre fait partie des globules, assertion qui,
encore une fois, ne paraît rien avoir d'invraisemblable non plus,
quand on songe que chez les mollusques, les crustacés et peut-
être d'autres animaux inférieurs, le cuivre dans le sang joue le
rôle du fer des animaux supérieurs. Cet étrange phénomène, signalé par Harless et Bibra (4) chez les mollusques céphalopodes

____

(1) Revue d'hygiène, t. T, n. 1, 20 janvier 1883.

(2) Mangan im Blute (Schweigger's Journ. f. Chem., 1830). Bd. LVIII,
p. 481.

(3) Millon. De la présence normale de plusieurs métaux dans le sang
de l'homme. Comptes rendus, 1848, t. XXVI, p. 41.

(4) Harless. Ueber das blaue Blut einiger wirbellosen Thieren uCd
dessen Kupfergehalt. Müller's Arch., 1847, p. 148.

ainsi que chez certains crustacés, a été confirmé dans ces derniers temps par un travail de M. Frédericq (1) qui est relaté dans nos publications.

La chose est donc possible, elle est probable même ; au moins importe-t-il qu'on s'en assure, et, comme des expériences nombreuses montrent qu'on peut donner le cuivre sans danger, il y a, nous semble-t-il, lieu d'essayer les préparations de ce métal dans toutes les dyscrasies et diathèses auxquelles, jusqu'ici, aucune médication d'une efficacité avérée n'a été opposée. C'est bien ainsi que le mercure, l'iode, l'arsenic sont devenus les spécifiques qu'on connaît. Le hasard me mettant sur la voie, j'ai commencé cette étude que je continuerai et à laquelle je convie tout le monde. Ce que j'ai fait a fourni un commencement de preuve que le cuivre est peut-être le vrai médicament de la dyscrasie scrofuleuse, comme le mercure est celui de la syphilis.

2° Nous allons examiner maintenant le deuxième point : Le cuivre exerce-t-il une influence spéciale sur la nutrition des téguments et des formations cornées en particulier?

L'accumulation du cuivre dans les cheveux et les ongles est évidente. Les cheveux et les ongles des ouvriers qui manipulent ce métal, tels que les tourneurs, les polisseurs de cuivre, les chaudronniers, les luthiers, etc., etc., sont souvent verdâtres. La chevelure verte n'est bien apparente que chez les hommes qui grisonnent; chez les autres la couleur s'y oppose. Un point important est controversé dans la question : ce cuivre y vient-il de l'extérieur ou de l'intérieur ; est-ce de la poussière de cuivre qui y pénètre et s'y oxyde, ou bien s'agit-il de cuivre absorbé charrié jusque-là et déposé par le jeu de la nutrition ! Le phénomène serait alors l'analogue de celui que nous offre l'argent dans la production de l'argyria. Si le dépôt que l'argent forme sous l'épiderme n'était pas si fortement coloré, qui aurait jamais soupçonné ce phénomène étrange, et pourquoi ce qui existe pour l'argent ne pourrait-il se présenter pour le cuivre ?

Que chez ces ouvriers il y a du cuivre absorbé, leurs urines le démontrent, il est donc au moins possible que c'est par absorption qu'il arrive aux cheveux et aux ongles, je dirai même

---

(1) Bulletin de l'Acad. des sciences.

qu'il est probable, puisque l'argent et l'arsenic arrivent ainsi à l'épiderme.

Au point de vue d'une théorie justifiant l'utilité de l'emploi des préparations de cuivre à l'intérieur dans les maladies dans lesquelles la formation d'un épiderme normal est en souffrance, ce côté de la question est important, je l'avais compris ; aussi avais-je l'intention de le résoudre expérimentalement en soumettant à l'analyse les cheveux des enfants traités par le cuivre à l'hôpital.

Malheureusement, les matériaux que j'avais fait réunir lentement pour cet usage (on ne trouve pas facilement le cuivre dans une mèche de cheveux), ont été perdus, ce qui m'a empêché de donner suite à mon projet. Je le reprendrai à la première occasion, dès que j'aurai le service des enfants.

Quoi qu'il en soit, on a retrouvé le cuivre dans les cheveux et les ongles, et, comme on l'a observé en même temps dans les urines, il n'est pas probable que c'est uniquement à l'état de poussière qu'il y arrive ; il paraît donc avoir une détermination pour ces parties ; il a probablement la même détermination pour les autres tissus cornés, parmi lesquels se range en première ligne l'épiderme. Influençant la formation des éléments cellulaires de ces tissus, on peut admettre qu'il corrige leur nutrition et que c'est ainsi probablement que s'explique son utilité spéciale, peut-être spécifique, dans l'eczéma et l'impétigo.

Cette théorie me paraît assez plausible, au moins l'est-elle autant que beaucoup d'autres qui ont cours dans la science. J'en vois bien les lacunes ; mais ces lacunes existent toujours, elles sont la conséquence de l'imperfection de nos connaissances. Les problèmes de thérapeutique sont trop compliqués, contiennent trop d'inconnus, pour qu'on puisse jamais en atteindre la solution rigoureuse. C'est toujours sur une donnée restreinte qu'on fonde la théorie que l'expérience clinique confirme ou rejette après. Je considère la solution d'un problème de thérapeutique comme étant de l'essence du calcul des probabilités, dont la valeur n'atteint jamais la certitude complète. Isolant le plus grand nombre possible des données d'un problème très complexe, nous les étudions en détail et déduisons d'elles une solution, comme si les données restées inconnues, étaient négligeables.

Que ma théorie ne soit pas exacte, cela n'infirmerait en rien les conclusions cliniques. Ce sont des faits, ils n'ont aucune origine théorique. Résultés de la pure expérience et de l'observation clinique des cas relatés dans le travail, ils ne pourraient être infirmés par des vues théoriques contraires.

CONCLUSIONS

1° De nombreuses expériences et observations démontrent l'efficacité des sels de cuivre à acide indifférent dans le traitement de la scrofulose ;

2° Les sels de cuivre modifient le plus facilement et le plus promptement les manifestations cutanées de cette dyscrasie ;

3° Ils sont à peu près de la même efficacité dans les affections de l'œil, à l'exception de la kératite ;

4° Les adénites suppurées et de même les adénites indurées en subissent une influence salutaire ;

5° Cette application trouvée par l'expérience guidée par le hasard, peut très probablement être expliquée par les données physiologiques du cuivre normal de l'organisme humain et de l'accumulation de ce métal dans le tissu tégumentaire.

Gand, le 20 juin 1884.

Paris. — A. PARENT, imp. de la Fac. de médec., A. DAVY, successeur, 52, rue Madame et rue M.-le-Prince, (4)

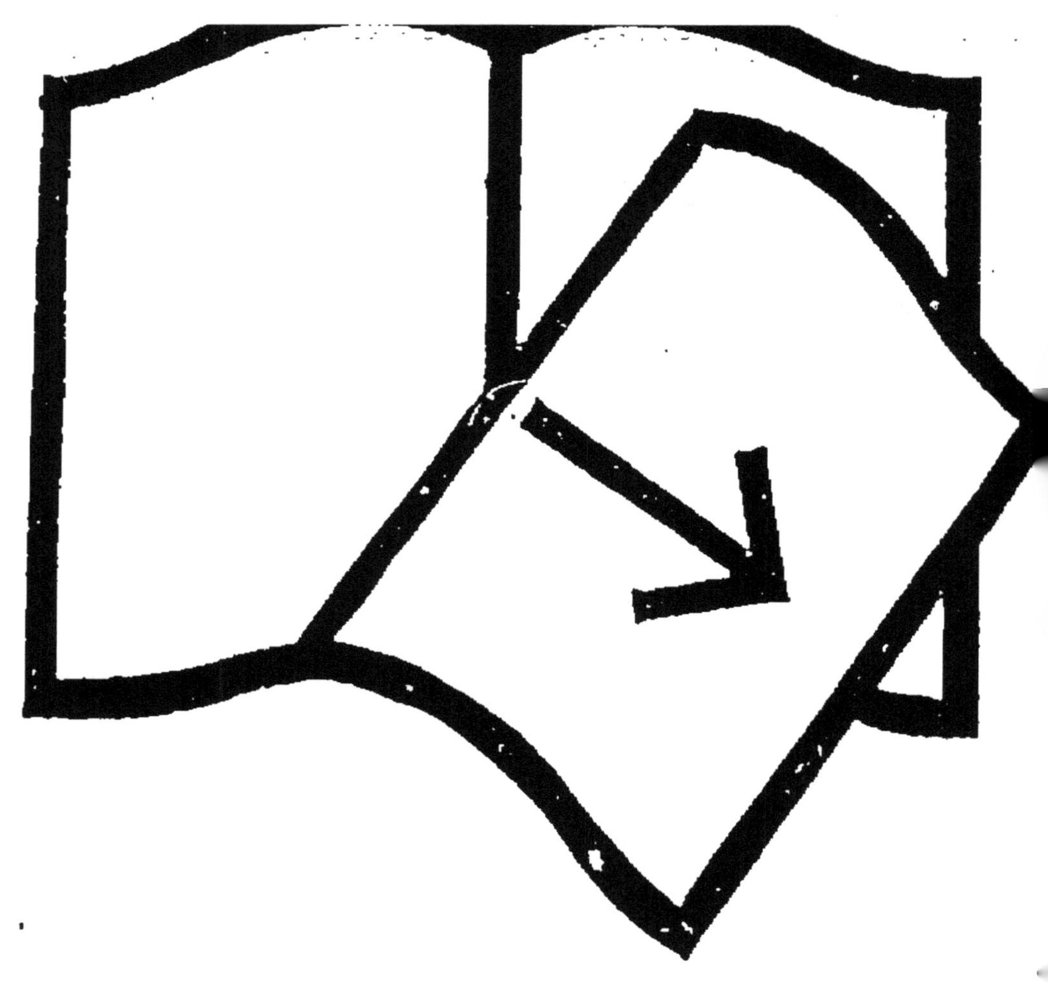

Documents manquants (pages, cahiers...)
NF Z 43-120-13

9 782013 537100